# COÏNCIDENCE ET RAPPORTS

DE LA

# TUBERCULOSE ET DU CANCER

PAR

**Joseph LE GOUPILS**

DOCTEUR EN MÉDECINE DE LA FACULTÉ DE PARIS

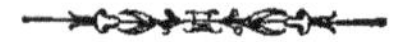



PARIS

ALPHONSE DERENNE

52, Boulevard Saint-Michel, 52

1882

# COÏNCIDENCE ET RAPPORTS

DE LA

# TUBERCULOSE ET DU CANCER

PAR

**Joseph LE GOUPILS**

DOCTEUR EN MÉDECINE DE LA FACULTÉ DE PARIS

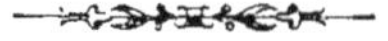

PARIS

ALPHONSE DERENNE

52, Boulevard Saint-Michel, 52

1882

A LA MÉMOIRE DE MA MÈRE

A MON PÈRE

M. LE Dr I. LE GOUPILS

A MA GRAND'MÈRE

A MES FRÈRES

A MA SŒUR

A MON ONCLE

A MES PARENTS

A MES AMIS

A MON PRÉSIDENT DE THÈSE

M. LE PROFESSEUR CORNIL

# COÏNCIDENCE ET RAPPORTS

DE LA

# TUBERCULOSE ET DU CANCER

---

## INTRODUCTION

Il nous avait été donné plusieurs fois, pendant le cours de nos études médicales, de voir des tubercules coïncider avec le cancer sur le même individu ; mais nos maîtres paraissaient considérer la chose comme tellement naturelle, cette question de la coïncidence étant déjà depuis longtemps résolue, qu'ils appelaient à peine notre attention de ce côté.

Nous ignorions que, quelques années auparavant, il avait pu se rencontrer des hommes érudits qui soutenaient encore la cause de l'antagonisme entre ces deux grandes diathèses ; aussi n'avons-nous pas été peu surpris lorsque notre maître, M. Landouzi, nous proposa l'étude de la tuberculose chez les cancéreux comme sujet de notre thèse inaugurale. Nous n'aurions pas osé l'entreprendre s'il n'avait eu la bienveillance de nous indiquer la marche que nous aurions à suivre, et de nous encourager dans un travail aussi difficile. Nous l'en remercions ici.

Voici quel est le plan que nous avons adopté :

1° Coïncidence du tubercule et du cancer.

2° Cancer chez les phthisiques.

3° Tuberculose chez les cancéreux.

4° Du cancer considéré suivant son siège dans ses rapports avec la tuberculose.

5° Observations.

6° Conclusions.

Nous avons étudié cette question sans aucune espèce d'idée préconçue, ignorant absolument à quelle conclusions nous pourrions arriver. Malheureusement nous n'avons pu qu'ébaucher un sujet aussi vaste ; il eut fallu pour le traiter complètement, plus de temps que nous n'avons pu lui en consacrer, et surtout plus d'expérience et plus d'autorité que nous n'en avons. Nous avons cru cependant qu'il serait digne d'intérêt de résumer dans ce court travail le résultat de nos recherches. Nous prions nos juges de tenir compte de nos efforts, et de nous accorder toute leur indulgence.

# I

## COINCIDENCE DU TUBERCULE ET DU CANCER SUR LE MÊME INDIVIDU

Après avoir été longtemps contestée la coïncidence du tubercule et du cancer sur le même individu est maintenant presque universellement reconnue, l'anatomie pathologique ayant enfin fait justice de toutes les théories sur lesquelles se basaient les partisans de l'antagonisme entre ces deux maladies. Il suffit en effet de parcourir rapidement les nombreuses observations que nous avons pu recueillir, pour se convaincre que cette coïncidence existe réellement.

Nous verrons même dans un chapitre suivant que les faits où cette coïncidence est manifeste ne sont pas extrêmement rares, et l'on pourra s'étonner alors de ce que l'un des plus éminents professeurs de l'école de Vienne, Rokitanski, prétendait il y a peu d'années encore, que la tuberculose et le cancer s'excluaient réciproquement, l'une cédant le terrain à l'autre, la plus faible reculant devant le plus ort. Ce fut surtout à ce moment que la lutte fut vive entre les partisans des théories antagonistes qui se basaient sur des raisonnements, et ceux de la coïncidence qui venaient apporter à l'appui de leur opinion des observations indéniables.

Voici comment le savant et regretté professeur Broca

nous a présenté lui-même ces théories de Rokitanski et des partisans de l'antagonisme, et les a réduites à leur juste valeur en apportant des faits à l'appui de ses paroles.

« (1) Il n'est pas commun, dit-il, de trouver des tubercules sur le cadavre des cancéreux. Le tubercule et le cancer peuvent se développer à toute époque ; mais tandis que le tubercule se produit le plus souvent dans les trente premières années de la vie, le cancer, au contraire, se montre surtout chez les individus qui ont dépassé cet âge. Voilà pourquoi la coïncidence de ces deux produits hétéromarphes ne se remarque que rarement. Au lieu de faire cette réflexion bien simple, quelques auteurs allemands appartenant pour la plupart à l'école de Vienne, ont prétendu que ces produits pathologiques avaient de la répulsion l'un pour l'autre. Le professeur Rokitanski est même allé jusqu'à poser cette loi formelle d'antagonisme. Suivant lui, la maladie cancéreuse et la maladie tuberculeuse sont entièrement incompatibles.

Ainsi formulée sans restriction, cette loi causa une surprise générale ; chacun pût bientôt y trouver des exceptions. Les partisans de l'antagonisme ne se découragèrent pas ; leur loi étant ébranlée par des faits, ils l'étayèrent par des raisonnements et la science s'enrichit de la théorie des *crases*.

Voici l'essence de cette théorie qui semble empruntée à quelque mythologie orientale. Tout homme est soumis à

1. Broca. *Mémoires de l'Académie de médecine*, tome XVI, p. 691-94.

l'une des trois crases qui se partagent la domination de l'espèce humaine.

Chaque crase imprime à ses nombreux sujets un cachet spécial qui est mis en évidence par la simple inspection du sang ; chacune d'elles à son cortège de maladies, et s'oppose, par de sévères *lois d'antagonisme*, à l'importation des maladies environnantes. Douées d'un naturel ambitieux, les trois *crases* se disputent souvent la possession de notre organisme.

A la suite de ces révolutions, nous pouvons changer de souveraine et nous subissons alors les lois de la crase victorieuse. Or il se trouve que le cancer et le tubercule ne dépendent pas de la même crase : l'un est, je crois, attaché à la crase albumine, tandis que l'autre relève de la crase fibrine. Nous pouvons donc, au gré des destinées, être tuberculeux à une époque et cancéreux à une autre époque, mais nous ne pouvons être simultanément la proie de ces deux maladies.

La théorie des crases ayant paru ridicule, on en donna une autre basée sur le dogme de *l'unité*. Le globule de tubercule, et la cellule du cancer sont d'origine analogue ; seulement le cancer est une formation plus avancée que le tubercule. Un état général moins prononcé dans celui-ci que dans celui-là préside à ces deux ordres de formation. Lorsque cet état est parvenu au degré qui produit le tubercule, il peut, en s'avançant davantage, laisser développer le cancer, il ne permet plus la tuberculisation ; car tout ce qui, dans d'autres circonstances, deviendrait tubercule se change forcément en éléments cancéreux. Voilà pourquoi les tubercules ne mettent pas à l'abri du cancer tandis que le cancer a la propriété de préserver du tubercule.

Le cancer n'a même pas ce modeste avantage. On ne s'attend pas à trouver ici une discussion de ces théories. A des rêveries je répondrai par des faits.

Les tubercules sont loin d'être rares sur le cadavre des cancéreux. J'ai vu onze fois cette coïncidence sur un nombre de cas que je ne puis déterminer et que j'évalue à une centaine. Parmi ces cas il en est six que je veux bien ne pas faire entrer en ligne de compte. Je laisse de côté tous les tubercules anciens qui pouvaient s'être formés avant l'apparition du cancer.

Je ne prends que les cas de tubercules crus, petits, de formation récente, et il me reste encore cinq observations de coïncidence. M. Lebert qui a régulièrement inscrit toutes les autopsies qu'il a faites, et qui a bien voulu me communiquer ses notes, a jusqu'ici constaté onze fois la présence de tubercules *récents* sur les cadavres de 136 cancéreux. Je dois dire que plusieurs de mes observations coïncident avec les siennes, car nous avons fait ensemble un assez grand nombre d'autopsies. Je ne me servirai donc que des chiffres que je dois à l'obligeance de M. Lebert, et qui portent à environ 8 pour 100 la proportion de la coïncidence.

Depuis que la prétendue loi d'antagonisme a été mise en doute, l'attention des observateurs s'est fixée à ce sujet, et l'on ne manque guère aujourd'hui d'examiner les poumons quand on fait l'autopsie d'un cancéreux. Chacun a donc rencontré un certain nombre de cas de coïncidence et personne que je sache ne songe maintenant à en contester la possibilité.

Mais les partisans de la loi ne se sont pas découragés ; de ce qui était d'abord une question de possibilité, ils en ont fait une fréquence, et j'ai entendu quelques-uns d'entre eux soutenir que, si le cancer ne préserve pas complètement de la tuberculisation, il en diminue beaucoup les chances. Les tubercules, disent-ils, entrent 15 pour 100 dans la mortalité générale. Chez les malades qui succombent au cancer on ne trouve de tubercules que 8 fois pour 100, par conséquent les cancéreux deviennent moins facilement tuberculeux que les autres individus.

Voilà où conduit la statistique quand on la fait sans discernement. Pour le dire en passant, je ne suis point ennemi de la statistique, mais les *Sciences médicales* lui ont dû, à côté de quelques résultats utiles, beaucoup de notions trés fausses. On se répète que des chiffres ne peuvent pas tromper : ici par exemple il semble évident que la présence d'un cancer diminue de moitié les chances de la tuberculose. C'est une pure illusion. Ce qui préserve de tubercules un grand nombre de cancéreux, ce n'est pas leur cancer, c'est leur âge.

On pourrait se donner la satisfaction d'inventer des lois d'antagonisme aussi plausibles que la précédente. On pourrait dire avec autant de vérité que le cancer préserve de la rougeole, de la scarlatine, ou que le tubercule et la fracture du col du fémur s'excluent mutuellement. Certes, il ne serait pas difficile de fournir des chiffres à l'appui de ces nouvelles lois.

Le cancer est compatible avec toutes les maladies, avec toutes les productions accidentelles ; elles n'ont pour le cancer ni affinité ni répulsion. »

M. Barth ne partageait pas, ce nous semble, les mêmes opinions que M. Broca à ce sujet, car, à propos d'une communication faite à la Société d'Anatomie, dans laquelle il relatait le cas d'un cancer de l'estomac où il n'avait pas pu trouver de tubercules, il s'exprime ainsi : « Mon opinion formelle est celle-ci : il est *extrêmement rare* de voir les deux maladies marcher et se développer en même temps chez le même sujet, ce qui ne veut pas dire que, sur le même cadavre, on ne peut trouver à la fois du cancer et du tubercule. » Barth nous paraît pouvoir être rangé dans cette classe des partisans de l'antagonisme qui soutiennent que, si le cancer ne préserve pas complètement de la tuberculisation, il en diminue beaucoup la fréquence.

N. Guéneau de Mussy (1) professait des opinions analogues : « Ces deux affections (tuberculose et cancer) sont antagonistes, je crois, mais cet antagonisme ne va pas jusqu'à une incompatibilité absolue, comme quelques médecins l'avaient prétendu. Il est beaucoup moins rare qu'on ne l'a dit de les trouver réunies chez le même sujet.

« On retrouve en général dans les ascendants ces deux diathèses. Une seule des deux cependant occupe en général la scène morbide ; une seule évolue, l'autre reste pour ainsi dire à l'état embryonnaire sans se développer ; et c'est presque toujours alors le travail le plus actif, le plus vivant, et en même temps le plus facilement destructeur qui impose le silence à l'autre, le condamne à l'inertie, étouffe ses tendances expansives si prononcées quand il est seul. »

C'est à cette théorie que M. Croizet donna le nom d'*an-*

1. N. Gueneau de Mussy. Cliniques (tome I, p. 155).

*tagonisme mitigé* ; pas plus que M. Croizet (1) nous ne partageons ces idées de Gueneau de Mussy ; et, si des cas, comme ceux de Barth qui a vu plusieurs fois la tuberculose s'arrêter au moment où apparaissait le cancer, comme celui de Paget qui a cité un fait singulier dans lequel une guérison presque complète d'un squirrhe coïncida avec l'évolution de tubercules dans les poumons, semblent plaider en faveur de cette théorie, ils sont certainement trop peu nombreux pour infirmer l'opinion contraire qui est celle de tous nos maîtres et la nôtre.

Barth, Gueneau de Mussy, en France, Rokitanski et ses élèves en Allemagne sont les derniers auteurs qui aient encore voulu soutenir la cause de la doctrine antagoniste, déjà battue en brèche depuis longtemps.

Bayle (2), que quelques uns citent comme partisan de la doctrine antagoniste, nous paraît la combattre au contraire, s'il faut en croire ces lignes dont il fait suivre une observation de cancer avec tubercules : « Ainsi, chez ce malade, il y avait la dégénérescence cancéreuse, la tuberculose et l'inflammation. Ce seul exemple vous prouve combien sont futiles les théories d'après lesquelles on a prétendu que la plupart de ces maladies, étant de nature différente, ne pouvaient se trouver réunies chez le même sujet ; on voit au contraire qu'elles coexistent quelquefois dans la même partie. » Et ailleurs (3) : « On rencontre très souvent de la matière cancéreuse et de la matière tuberculeuse dans les cancers du foie, du poumon et de l'estomac. Ces faits

1. Croizet. *Tuberculose et cancer* (Thèse inaug. de Paris, 1875).
2. Bayle. *Phthisie pulmonaire*. p. 214.
3. Bayle. *Recherches sur la Phthisie cancéreuse*. p. 315.

paraissent détruire l'opinion que les tubercules étaient l'effet d'une prédominance acide, et le cancer le résultat d'une prédominance alcaline, et qu'en conséquence ces deux affections ne se pourraient rencontrer sur le même individu. »

L'opinion de Bayle est, comme on le voit, bien formelle, mais son autorité quoique grande en pareille matière peut cependant être contestée ; car les connaissances qu'il pouvait avoir en anatomie pathologique étaient certainement trop peu précises, pour que l'on puisse affirmer qu'il n'a jamais confondu une granulation cancéreuse avec une granulation tuberculeuse. Le microscope seul peut permettre d'affirmer l'existence de l'une ou de l'autre de ces productions.

Mais si l'on peut contester la compétence de Bayle, il n'en est pas de même de celle de Lebert, Cruveilhier, Béhier et autres auteurs dont nous allons donner les opinions au sujet de la question qui nous occupe.

Voici comment s'exprime Lebert (1) : « Les législateurs en pathologie perdent chaque jour du terrain ; la loi d'antogonisme entre le cancer et le tubercule est aujourd'hui abandonnée par tous les bons esprits ; j'ai été du reste un des premiers à la combattre, à une époque où le professeur Rokitanski, de Vienne, la répandait dans les écoles d'Allemagne. Un jour, un jeune médecin de Vienne se flatte de pouvoir diviser presque toutes les maladies en trois catégories, d'après le simple aspect du sang des cadavres, sans examen indéroscopique et sans analyse chi-

1. *Bulletin anatomique de Paris*. 1850.

mique. Ces trois catégories furent dotées par lui du nom de *crases*, il y eut donc une crase fibrineuse, une crase albumineuse et une crase séreuse.

Cette découverte n'eût entraîné que de médiocres conséquences, si chacune de ces crases n'eût été douée d'un pouvoir absolu sur son domaine. Or, notre poétique auteur avait placé le tubercule dans la crase fibrineuse, et le cancer dans la crase albumineuse : dès lors le tubercule ne pouvait, sans violer les lois, faire invasion dans le champ du cancer, qui était d'une circonscription pathologique différente. Ces deux maladies pouvaient exister dans le même corps à des époques diverses, mais jamais en même temps, ce qui eût constitué une anarchie manifeste. Voilà ce que la théorie avait prévu, ce que le génie avait deviné. Le professeur Rokitanski adopta les élucubrations de son élève, et la loi d'antagonisme fut mise au monde. Malheureusement c'était un avorton mort-né. L'observation est venue démontrer qu'il n'y avait entre le tubercule et le cancer aucune incompatibilité d'humeur. »

Quelques années après Lebert, Cruveilhier (1) écrivait : « Les phlegmasies tuberculeuses et le cancer s'excluent-ils mutuellement? Les opinions sont partagées à cet égard. J'admets que ces deux lésions ne s'excluent pas nécessairement ni chez le même individu, ni dans les mêmes organes, mais ce qu'il y a de certain, c'est qu'ils n'appartiennent ni au même travail morbide, ni à la même période de la vie ; ce sont deux modes d'altération tout à fait indépendants l'un de l'autre ; ainsi les tubercules strumeux peu-

1. Cruveilhier (*Anat. path.*, tome V).

vent exister en même temps que le cancer à la mamelle ou dans d'autres organes. Ces deux lésions qui n'appartiennent ni à la même période de la vie, ni au même travail morbide ne s'excluent pas réciproquement. »

Nous ne pouvons laisser passer sous silence l'opinion de Béhier ; elle apporte un argument d'autant plus solide à la thèse que nous soutenons qu'il a été donné plusieurs fois à cet auteur de constater cette coïncidence du tubercule et du cancer sur le même individu, et que l'analyse des tumeurs a été faite par M. le professeur Robin : « Si j'insiste sur ce sujet, dit Béhier (1) à propos d'un cancer de l'œsophage communiquant avec une caverne tuberculeuse, c'est qu'une telle coïncidence n'est pas assez généralement connue. Il y a peu de temps encore je voyais repousser cette complication d'une diathèse par une autre. La personne qui affirmait ce point de pathologie se fondait surtout sur ce qu'une diathèse exprimant en quelque sorte la posssession de l'économie par une même cause, il n'y avait pas place pour deux possessions du même genre dans la même organisation. Les faits démentent positivement ces idées purement théoriques. »

Heurtaux (Dict. Jaccoud, *Art. Cancer*) ; Henocque (Dict. Dechambre, *Art. Cancer*), Constantin, Paul Monneret professent des opinions analogues. Nous n'avons pas pu trouver en France, un seul auteur contemporain, qui se délarât partisan de la doctrine antagoniste.

Enfin nous citerons en terminant les paroles que le savant professeur de clinique de l'Hôtel-Dieu, M. Germain

1. Béhier. *Conférences cliniques* p. 86.

Sée, prononçait dans une de ses leçons cliniques de 1875 : « Messieurs vous voyez là un de ces cas qui viennent donner un démenti formel aux idées que beaucoup d'auteurs ont émises au sujet des rapports du tubercule et du cancer ; chez cette femme en effet, quoiqu'en aient dit les partisans de l'antagonisme, se trouvent réunies ces deux affections. »

« C'est ainsi, ajoute M. Croizet (1) dans sa thèse inaugurale, dont le sujet lui avait été indiqué par M. Germain Sée, que notre excellent maitre s'exprimait à propos d'une malade couchée au n° 7 de la salle Sainte-Anne, atteinte d'un cancer utérin avec tubercules pulmonaires. »

Plus récemment encore, M. le professeur Hardy, dans la dernière leçon clinique qu'il a faite cette année, à l'hôpital de la Charité, nous faisait remarquer la présence des tubercules dans les poumons d'un de ses malades de la salle Saint-Charles, qui avait succombé à un cancer siégeant au niveau du pylore.

Aussi ne pouvons-nous nous trouver en meilleure compagnie pour affirmer la possibilité de la coïncidence du tubercule et du cancer sur le même individu.

Et si malgré l'opinion de savants, tels que Béhier, Broca, Cruveilhier, Germain Sée, Hardy, il restait encore quelques doutes dans l'esprit du lecteur, il lui suffirait pour les faire disparaître de se reporter à la fin de notre thèse, afin d'y lire la liste nombreuse des observations de coïncidence que nous avons recueillies.

1. Croizet (*loc. cit.*, p. 1).

## II

### DU CANCER CHEZ LES TUBERCULEUX

Le cancer peut se développer chez les tuberculeux. Il ne serait pas difficile de trouver de nombreux exemples à l'appui de cette proposition ; mais une seule observation, croyons-nous suffira pour prouver que la tuberculose n'empêche pas le cancer de se manifester. Cette observation a été recueillie par M. Burdel de Vierzon ; nous l'avons trouvée dans la thèse de M. Croizet.

#### Observation

Un homme de 54 ans a été atteint il y a dix ans d'une bronchite grave, laquelle, passée à l'état chronique, donnait à l'auscultation tous les signes physiques d'une tuberculisation siègeant au sommet du poumon droit. Cette affection cependant, grâce à d'excellents soins, s'améliora au point de faire croire à une guérison complète, si au retour de chaque fin d'automne et à l'hiver, il n'était survenu chaque année de nouveaux accidents : hémoptysie, fièvre, bronchite plus aiguë, etc. Bref, cet état dura dix ans sans trop s'aggraver lorsque, pendant l'automne dernier, (1871) les accidents du côté de la poitrine semblèrent céder et diminuer pour faire place à une douleur épigastrique des plus vives, dyspepsie, vomisssements, pyrosis, etc. A la palpation et à la percussion de cette région douloureuse, je pus constater un plancher dur résistant qui donne à penser qu'une affection organique vers l'estomac va se déclarer (février 1872). Les troubles épigastriques signalés, il y a six mois, n'ont fait qu'augmenter; le sieur S.., est aujourd'hui d'une maigreur squelettique, l'alimentation est pour ainsi dire nulle, les vomissements sont presque continuels, caractérisés par un magma couleur marc de café.

Du côté de la poitrine, les accidents sont pour ainsi dire restés stationnaires, l'expectoration autrefois si abondante est rare aujourd'hui ; cependant on peut constater l'existence d'une caverne au sommet du poumon droit, mais avec de très rares gargouillements et des râles musqueux très secs.

Enfin le sieur S.. est aujourd'hui presque mourant.

Voici donc un exemple de cancer se développant chez un sujet manifestement tuberculeux.

Nous avons dit dans le chapitre précédent que Barth avait vu la tuberculose se guérir au moment où apparaissaient les signes de la tumeur cancéreuse. Ce seraient là des observations qui, si elles étaient plus nombreuses, pourraient servir d'armes aux partisans de l'antagonisme; mais cependant elles ne pourraient point infirmer l'opinion contraire, les faits étant là pour donner raison à ceux qui croient à la coïncidence possible de la tuberculose et du cancer sur le même individu.

Certes nous ne nierons pas qu'un tuberculeux ne puisse guérir de ses tubercules: il en existe heureusement d'assez nombreux exemples. Un individu guéri de sa tuberculose pourra cependant être atteint de cancer, nous en avons des exemples dans nos observations 6, 11, 26, 23, 25, où nous avons rencontré dans les poumons des tubercules crétacés, la transformation crétacée étant, comme on le sait, un des modes de guérison de tubercule. Mais si nous constatons que la guérison de tubercules coïncide chez un invidu avec l'apparition d'un cancer, nous ne chercherons pas à voir là un rapport de cause à effet, ni à en déduire l'antagonisme de ces deux maladies ; nous n'y verrons qu'une simple coïncidence.

« Lorsqu'on tient compte de ce fait, dit Lebert (1), que l'affection tuberculeuse est beaucoup plus fréquente pendant la jeunesse que dans un âge avancé, qu'atteignant en moyenne 1/6 des populations, ce 1/6 doit évidemment être réduit au 1/7, au 1/8 et même au-delà pour ceux qui dépassent 30 ans, époque à laquelle le cancer devient très fréquent, les cancéreux nous paraissent tout aussi disposés à devenir tuberculeux, que les autres individus du même âge qui ne sont point atteints de cancer. Seulement il nous semble que les cancéreux deviennent bien plus facilement tuberculeux que les phthisiques ne deviennent cancéreux, cas en effet fort rare et dont nous n'avons point observé d'exemple. »

M. Lebert pensait donc que le cancer survenait rarement chez les phthisiques. Pour nous si, malgré des observations incomplètes, il nous était permis d'émettre une opinion sur ce sujet, nous nous rangerions volontiers à celle de M. Lebert. Dans les observations que nous avons parcourues en effet, nous avons rarement rencontré des tubercules à une période avancée de leur évolution : nous avons trouvé rarement des tubercules en train de subir le ramollissement, plus rarement encore de vastes cavernes taberculeuses, mais presque toujours des tubercules crus, *récents*.

Si nous considérons que le cancer ne tue généralement

1. Lebert. *Traité des maladies cancéreuses*, p. 90.

ceux qui en sont atteints, qu'au bout de un an ou dix-huit mois au plus tôt, que les tubercules devraient évoluer d'autant plus rapidement qu'ils se trouvent situés dans un organisme débilité, il nous sera difficile d'admettre que les individus, dont les pièces anatomiques ont été présentées aux membres de la Société anatomique, étaient atteints de leur tuberculose avant d'être atteints de leur cancer; ou bien nous serons forcés de reconnaître avec Gueneau de Mussy, que le cancer arrête le tubercule dans son évolution. Mais nous avons déjà dit que pas un auteur n'admettait actuellement ces idées.

Nous sommes persuadé que le cancer n'a même pas l'heureux privilège qu'on voudrait lui accorder dans cette circonstance, qu'il précipite l'évolution du tubercule, au lieu de l'arrêter ou même de le retarder dans sa marche. Le cancer se comporte en cela comme toutes les autres causes de débilitation de l'organisme.

Aussi, de ce que les tubercules que nous avons le plus ordinairement constatés dans les poumons des cancéreux étaient des tubercules présentant la plupart du temps les caractères de la date récente; de ce que ces tubercules ne pourraient plus avoir ces caractères au bout de un an ou de dix-huit mois (date à laquelle tue le plus souvent le cancer), si l'on supposait qu'ils existassent avant ce dernier, nous croyons pouvoir conclure que e cancer se développe rarement chez les tuberculeux.

Cette conclusion basée sur l'anatomie pathologique seule ne peut pas être rigoureuse, mais nous avons cru cependant pouvoir la formuler parce qu'elle coïncidait avec l'opinion de Lebert, dont il serait difficile de nier la compétence en pareille matière. Si nos arguments ne sont pas de nature à apporter la conviction, nous nous retranchons derrière la haute autorité de cet auteur.

## III

### TUBERCULOSE CHEZ LES CANCÉREUX

Mais, si le cancer se développe peu souvent chez les tuberculeux à cause de la rareté de la tuberculose à l'âge où apparaît le cancer, la tuberculose, au contraire, atteint assez fréquemment les cancéreux. Nous avons déjà vu dans le précédent chapitre quelle était à ce sujet l'opinion de Lebert; voici celle de Brinton :

« (1) Si on étudie avec soin l'état du poumon dans une série de cas de cancer de l'estomac, il faudra admettre l'une ou l'autre alternative, ou bien admettre, avec Rokitanski, que ces deux maladies sont exclusives l'une de l'autre, ou bien (ce qui est une conclusion non moins étrange) qu'il existe entre elles un rapport de cause à effet qui n'a jamais été prouvé. La coïncidence de ces deux maladies est trop fréquente pour ne pas nous imposer l'une ou l'autre de ces explications. »

Selon M. Croizet, Brinton s'est exagéré la fréquence de ces cas de coïncidence : « La statistique de M. Lebert, dit-il, nous montre clairement que la fréquence de la phthisie, chez les cancéreux, n'est pas plus grande qu'elle ne l'est chez les personnes du même âge qui ne sont pas atteintes de cancer, cependant nous ne nions pas absolu-

1. Brinton. *Maladies de l'estomac*, p. 923.

ment que son observation soit exacte ; en cela, du reste, il est d'accord avec M. Lebert qui a cru voir la même chose dans le cancer de l'œsophage, mais nous croyons que l'explication qu'il en donne est fausse. Si Brinton, en effet, a vu beaucoup de cas de coïncidence, cela tient tout simplement à ce que ses observations portaient sur des cas de cancer de l'estomac, et on sait qu'avec celui de l'œsophage c'est celui que l'on rencontre le plus souvent. C'est ainsi qu'avec l'argument s'écroule la théorie des rapports de *cause à effet.* »

Nous ne partageons pas cette opinion de M. Croizet, dont l'argumentation est loin d'être exempte de tout reproche. S'il était vrai en effet, comme Brinton et Lebert ont cru le remarquer, que les cancers de l'œsophage et de l'estomac s'accompagnassent plus souvent de tuberculose que ceux des autres organes, la conclusion que l'on pourrait tirer de ce fait serait, ce nous semble, différente de celle de M. Croizet ; loin d'y voir un argument contre la théorie des rapports de cause à effet, nous admettrions bien plus volontiers que le cancer de ces organes est celui qui détermine le plus fréquemmemment l'apparition de la tuberculose.

Et d'ailleurs qu'y a-t-il d'étonnant à cela. Il n'existe avons-nous déjà dit, aucune espèce d'antagonisme entre ces deux grandes diathèses. Ne voyons-nous pas citer par tous les auteurs, dans l'étiologie de la tuberculose, le rétrécissement de l'œsophage, la dyspepsie ? Eh bien ! est-ce que les cancers de l'œsophage ne sont pas une cause assez fréquente du rétrécissement de ce conduit? Est-ce que le cancer de l'estomac n'entraine pas toujours la dyspepsie, et à la suite de la dyspepsie l'affaiblissement de l'organisme tout entier ?

Broca, Cruveilhier, Lebert et tous les auteurs qui se sont occupés de cette question s'accordent tous à dire que si la tuberculose est rare chez les cancéreux, il faut en rechercher la cause dans l'âge des malades, la tuberculose ayant déjà immolé la plupart de ses victimes à l'âge ou le cancer frappe les siennes. C'est là une explication que tout le monde reconnaît aujourd'hui comme vraie. Mais alors nous ne voyons pas pourquoi la tuberculose se déclare plus fréquemment chez les cancéreux, que le cancer chez les phthisiques, à moins que l'on admette ou bien qu'il existe un antagonisme entre le tubercule et le cancer, lequel antagonisme n'existerait pas entre le cancer et le tubercule, explication qui ne satisfait guère l'esprit, ou bien que le cancer puisse être cause de la tuberculose. Nous ne voyons pas d'autre alternative, et si l'on ne veut pas admettre une relation de cause à effet entre le cancer et le tubercule, il nous paraît bien difficile de donner une explication de la proposition de Lebert.

M. Damaschino ne pense pas qu'il n'y ait qu'une simple coïncidence entre le tubercule et le cancer.

M. Stewart (1), ayant rencontré onze cas authentiques de tubercules pulmonaires récents, chercha à en donner une explication. Il ne voit dans cette coïncidence autre chose que l'influence cachectisante du cancer ; il voit dans le cancer une cause de débilitation puissante mais ne pouvant produire le tubercule que comme l'eussent pu faire la

1. Stewart. *Méd. chirurg. Transactions*. Statist. 1853-56.

mauvaise hygiène, la scrofule ou toute autre cause analogue.

Les partisans de la simple coïncidence entre ces deux affections pourront nous objecter qu'on les trouve trop peu souvent réunies pour pouvoir en déduire un rapport de cause à effet. Mais l'encombrement, la misère, les habitations étroites et humides ne sont-ils pas considérés par tous comme causes de phthisie, et cependant combien d'individus placés dans les plus mauvaises conditions hygiéniques ne deviennent pas tuberculeux et arrivent même à un âge très avancé ? Pour que la tuberculose se déclare il faut qu'il y ait prédisposition, et la prédisposition à cette diathèse diminue avec l'âge. Que l'on songe que le cancer atteint le plus souvent les individus jusqu'alors bien portants, et l'on sera peut être moins étonné de la rareté de cette coïncidence.

Il y a, croyons-nous, une autre raison qui pourrait, être invoquée pour expliquer la rareté de la coïncidence ; c'est l'évolution en général assez rapide de la diathèse cancéreuse, qui tue ceux qu'elle a atteints, avant que des tubercules n'aient eu le temps de se développer dans leurs poumons ou ailleurs. Beaucoup d'auteurs ont en effet remarqué que la coïncidence du tubercule pulmonaire et du cancer est une chose fréquente quand les sujets ont longtemps souffert et que leurs fonctions ont déchu sous l'influence de la cachexie spécifique.

Si nous admettons un rapport de cause à effet entre la tuberculose et le cancer, M. Burdel, de Vierzon, va encore plus loin que nous dans un mémoire présenté à l'Académie de médecine en 1869. Le cancer selon lui, pourrait se transformer en tubercules dans le poumon, et cette transformation se ferait sur l'individu lui-même ou sur ses descendants. Le cancer ferait place à une nouvelle diathèse, qui régnerait ensuite sans partage et achèverait encore plus vite la ruine de l'individu et de la famille.

« Ce n'est pas assez, dit M. Burdel (*loc. cit.* p. 69), de dire que le cancer transmet le cancer, le cancer produit le tubercule en nature. »

Qui donc, autre que M. Burdel, oserait admettre un lien de parenté entre le tubercule et le cancer, deux tumeurs si différentes et si éloignées l'une l'une de l'autre par leur structure ?

Les doctrines émises par cet observateur sont en effet en contradiction absolue avec les faits que l'on constate tous les jours ; lès cancers d'une espèce déterminée ne donnent jamais naissance par métastase qu'à des éléments tout à fait analogues, même quand ils sont très éloignés de leur lieu d'origine. On n'a jamais vu un épithélioma produire un sarcôme ou un carcinôme, une tumeur d'une espèce déterminée ne donnant jamais lieu qu'à une tumeur de même espèce. Comment dès lors admettre la production directe du tubercule par le cancer? Cete opinion de M. Burdel a été combattue dès le jour où elle a été présentée devant l'*Académie de Médecine* et cependant cet observateur ne s'est pas découragé. Poursuivant avec zèle la même étude, il n'avait pas encore cru devoir modifier ses conclusions en 1879, car à cette époque il comparait le cancer « à un tronc d'où partent des branches terminales dans l'extrémité desquelles réapparaît le cancer quelquefois, mais le plus souvent se terminant en tubercules. »

Nous rejetons cette opinion de la transformation du cancer en tubercules sur le même sujet pour le motif que nous avons donné. Mais peut-elle se faire sur ses descendants ?

Selon M. Burdel, des parents cancéreux engendreraient des enfants tuberculeux, la tuberculose étant la diathèse vers laquelle tend sans cesse à aboutir le cancer. Il n'y a rien de surprenant, selon nous, qu'un sujet cachectique en puissance de cancer procrée des enfants débiles et sur l'organisme desquels la tuberculose ait plus tard plus de prise que sur des enfants issus de sujets sains ; mais pour en inférer que la tuberculose est bien l'aboutissant du cancer, il faudrait, selon M. Croizet, que ces enfants ne mourussent pas dans le jeune âge, mais vécussent au moins jusqu'à quarante-cinq ou cinquante ans, c'est-à-dire jusqu'à l'époque où apparaît en général le cancer.

M. Burdel d'ailleurs, voulant prouver par des expériences, la vérité des opinions qu'il émettait, essaya d'inoculer du cancer à des lapins, pour voir s'il se développerait chez eux des tubercules. Voici les conclusions auxquelles il est arrivé et qu'il avoue de bonne foi : « Les produits histologiques obtenus ressemblent à s'y méprendre à de la substance tuberculeuse, au premier abord ; mais, avec beaucoup d'attention, on ne reconnaît que des abcès multiples plus ou moins concrets, à leucocytes répandus dans la plèvre et dans les vaisseaux lymphatiques. »

« Plus heureux que lui, dit Picard (1), les maîtres de

1. C. M. Picard, (*Phthisie cancéreuse*, Thèse de Paris, 1875, page 22).

l'histologie en Allemagne, Wirchow, Langenbeck, Weber, Billroth ont trouvé dans les poumons d'animaux mis en expérience, après des inoculations cancéreuses, des amas de granulations pulmonaires qu'ils regardent, eux, comme cancéreux. » Le cancer dans ces expériences avait donc bien produit le cancer et non le tubercule.

Il en est de même chez l'homme.

Nous dirons donc, pour nous résumer, que nous rejetons comme inadmissible cette théorie de la transformation du cancer en tubercule, émise par M. Burdel ; nous admettons cependant plus qu'une simple coïncidence, mais bien un rapport de cause à effet entre le cancer et la tuberculose.

Nous citons à la fin de ce paragraphe deux observations qui nous ont paru concluantes à cet égard, la dernière surtout.

## Observation I

Cancer mélanique du foie. Tubercules pulmonaires. Cette observation a été publiée dans les *Bulletins de la Société anatomique* (Année 1879, p. 456). Elle a été recueillie par M. Leroux, int. des hôp.).

Le nommé Veyrat, âgé de 36 ans, ébéniste, entre le 30 avril 1879, à l'hôpital Saint-Antoine, salle Saint-Éloi n° 23, dans le service de M. Fernet. Le malade raconte qu'au mois de novembre, il a fait une chute sur le côté droit, qu'au mois de janvier suivant il a éprouvé quelques douleurs à la hanche et au genou droits, douleurs qui ont persisté jusqu'à son entrée à l'hôpital. Il y a environ douze jours seulement que les jambes ont commencé à enfler, la gauche d'abord. En 5 à 6 heures l'enflure se serait étendue des chevilles aux genoux, depuis elle aurait peu à peu gagné les racines du membre inférieur. Le ventre et les bourses ne sont œdematiés que depuis cinq à six jours. La marche augmente beaucoup l'enflure des jambes.

Depuis quatre à cinq jours, le malade éprouve de plus une douleur au côté gauche de la poitrine, tousse un peu et crache blanc. Il n'a eu ni frisson, ni battements de cœur. Avant l'apparition de l'œdème le malade avait remarqué depuis le commencement de mars un amaigrissement notable ; il avait cependant continué son travail jusqu'à son entrée à l'hôpital.

Au premier abord on est frappé du contraste qui existe entre le haut et le bas du corps. Tandis que la face est maigre, tirée, d'un aspect cachectique, tandis que les bras sont émaciés, et que les côtes forment des reliefs accusés, le ventre a pris un développement énorme et les jambes sont très œdématiées. L'œdème occupe les membres inférieurs dans toute leur étendue, les bourses et la paroi abdominale. Sur les flancs et aux lombes : œdème blanc, mou. Le ventre très distendu est surtout ballonné ; il y a une sonorité très-étendue, puis un son hydra-aérique sur les côtés, la matité et la fluctuation plus bas encore. En somme le volume excessif du ventre semble dû bien plus aux gaz qu'aux liquides intra-abdominaux.

Le foie est gros, déborde un peu le rebord costal. Sa surface paraît lisse. La rate est à peine reconnue par la percussion. Le pouls est petit, régulier, un peu mou. Pas de fièvre. La langue blanchâtre tremblotte un peu ; l'appétit est bon, la soif vive ; pas d'envies de vomir, pas de coliques, selles régulières.

Toux rare, crachats blancs et mousseux. Douleur persistante sur la ligne axillaire ; tout le côté gauche en avant est manifestement affaissé et en arrière on trouve une diminution de la sonorité et du murmure vésiculaire. La pointe du cœur bat au quatrième espace intercostal. Il y a un souffle systolique très-net.

Les urines très foncées sont d'un brun presque noir ; elles ne contiennent pas d'albumine ; il y a un disque d'acide urique. Pas de rhumatisme, ni d'alcoolisme. Notons de plus que le malade a un œil de moins ; l'œil gauche a été énucléé, il y a quelques années, à la suite d'un traumatisme, s'il faut en croire le malade.

2 mai. — Le malade accuse d'assez vives douleurs à la hanche et au genou droit ; il a une douleur à la région précordiale que rien n'explique.

3 mai. — Epistaxis peu abondante.

4 mai. — Constipation depuis son entrée à l'hôpital. Eau-de-vie allemande, 15 grammes.

5 mai. — 12 selles environ après la purgation ; le ventre plus distendu a la peau lisse, luisante, l'œdème des jambes n'est pas diminué.

7 mai. — Depuis deux à trois jours, les urines sont devenues encore plus foncées. On ne trouve que des traces de bile par le chloroforme, et l'acide azotique.

8 mai. — L'œdème des bourses et des jambes augmente ; le malade maigrit sensiblement du haut du corps et perd l'appétit. Quatre à cinq selles diarrhétiques avec coliques. Urines noires.

9 mai. — Douleurs persistantes au côté gauche du thorax. Rien de particulier dans le poumon, ni au cœur.

13 mai. — Un demi-litre d'urine noire ; pas de traces bien nettes de bile. L'œdème remonte jusqu'à l'aisselle. Le ventre très distendu contient peu de liquide, on pratique sur les jambes des mouchetures.

15 mai. — En déprimant la paroi abdominale à l'épigastre on tombe sur le foie ; on sent quelques saillies marronnées séparées par des sillons.

16. mai. — La cachexie fait des progrès de jour en jour ; le malade expectore avec difficulté des crachats muco-purulents.

17 mai. — Le bras droit est œdematié, le ventre semble moins tendu ; la matité est toujours limitée aux flancs ; le foie est senti un peu mieux avec quelques saillies à l'épigastre.

19 mai. — Nouvelles mouchetures sur les jambes qui donnent un suintement considérable. Les urines toujours noires donnent un dépôt briqueté de couleur rosée.

21 mai. — Le malade de plus en plus émacié meurt dans le coma.

*Autopsie.* — La cavité abdominale contient huit à dix litres de liquide citrin. L'estomac et les intestins très distendus par le gaz sont sains. Le péritoine ne présente pas de traces d'inflammation.

L'hypochondre droit et l'épigastre sont remplis par le foie très volumineux ; il est peu déformé etc...

A la coupe on voit ce gros foie (il pèse plus de 5 kilog), comme fourré de truffes, etc.

Les poumons portent au sommet un noyau de sclérose, gros comme une noix, où sur un fond gris noirâtre paraissent des concrétions miliaires ou lenticulaire caséeuses ou crétacées. Il y a de plus quelques tubercules gris miliaires. Le reste des poumons est sain. A gauche sur la ligne axillaire, il existe quelques adhérences intimes du poumon à la paroi thoracique et au diaphragme. Le cœur est petit ; les muscles papillaires et les tendons sont raccourcis et portent les traces d'une ancienne endocardite ; il y a de plus un épaississement du bord libre des valvules de l'orifice mitral.

Les os crâniens, les méninges et le cerveau sont sains.

Nous avons tenu à citer cette observation, parce que nous avons cru qu'elle était favorable à l'opinion que nous soutenons. Nous y voyons racontée en effet l'histoire d'un individu qui, ayant constaté les premiers symptômes du cancer au mois de janvier, ne commença à tousser que vers le 25 avril, et à l'autopsie duquel on constata le 23 mai, un cancer du foie et des tubercules miliaires dans les poumons.

Malheureusement M. Leroux ne nous fournit pas de renseignements assez complets sur les antécédents de ce malade ; mais nous avons tout lieu de croire que si cet individu eût été faible, débile, ou eût eu quelque maladie antérieure, M. Leroux n'aurait pas manqué de le signaler.

L'observation suivante est encore plus concluante :

## Observation II (inédite).

Cette observation a été recueillie dans le service de M. le professeur Hardy, par M. Jollet, externe.

Le nommé Porte, François, âgé de 46 ans, gantier, est entré le 16 février, à l'hôpital de la Charité, salle Saint-Charles.

*Antécédents héréditaires.* — Père mort à 76 ans d'une hernie étranglée. — Mère morte à 83 ans, après un court séjour au lit.

*Antécédents personnels.* — N'a jamais eu avant le début de l'affection qui l'amène à l'hôpital aucune maladie, si ce n'est une blennhorragie à 18 ans.

La santé générale était bonne ; le malade avait bon appétit et digérait fort bien. Il nie l'alcoolisme, mais avait assez fréquemment des rêves professionnels et des pituites le matin.

Il y a dix-huit mois environ, bien qu'en conservant son appétit, sans dégoût pour les aliments azotés, il s'aperçut que la digestion se faisait moins bien. Sans avoir de véritables douleurs, il éprouvait après les repas un sentiment de pesanteur à l'épigastre. Jamais de vomissements, ni bilieux, ni alimentaires à cette époque.

Un médecin qu'il alla consulter, lui conseilla de prendre du vin de quinquina et un peu d'aloès pour stimuler son appétit. Ce traitement aurait un peu amélioré son état et la digestion se serait mieux faite.

Il était, à ce moment, pris quelquefois la nuit de fringales qui l'obligeaient à se lever pour manger, et le repos ensuite se faisait bien. Il ne vomissait pas. Cependant, les phénomènes gastriques s'accentuèrent et ne firent qu'aller en s'aggravant.

Il y a trois mois et demi environ, il vit, le soir, ses malléoles œdématiées. Cet œdème disparaissait par le repos de la nuit pour apparaître de nouveau le lendemain, sa profession l'obligeant à se tenir debout toute la journée. Depuis cette époque l'œdème augmenta en même temps qu'un affaiblissement général. Le malade commença à avoir pour le pain et la viande une répulsion marquée ; il ne pouvait manger que des œufs et du poisson.

Il y a deux mois il fut pris de vomissement, qui lui parurent bizarres. A ce moment il ne mangeait rien ou presque rien et il lui arrivait de rendre des matières noirâtres qu'il compare à du chocolat. Il ne rendait jamais de bile, mais très-souvent, dit-il, sa bouche se remplissait d'eau qu'il rejetait facilement et qui avait une saveur aigre ; après quoi il était un peu soulagé. Jamais de vomissements de sang.

A partir de cette époque l'alimentation devint difficile ; le malade maigrit rapidement se cachectisa à tel point qu'il put à peine sortir de son lit. Il eut alors chaque fois qu'il tentait de prendre quelque chose des vomissements alimentaires. Le lait, le bouillon et tous les liquides passaient bien. Quand il pouvait absorber de la viande il arrivait à la digérer, mais les légumes quelle que soit leur nature étaient toujours rendus. Souvent constipation. Voyant son état empire de jour en jour et ne pouvant plus travailler, il se décida à entrer à l'hôpital.

*État actuel.* — Le malade est très amaigri. Il présente une teinte jaune pâle caractéristique. Les membres inférieurs sont œdématiés.

Pas de douleur à la région épigastrique, ni dans le dos. L'estomac est très dilaté.

Vomissements de matières glaireuses, pas de vomissements bilieux ; quelquefois vomissements alimentaires après le repas.

La palpation et la percussion de l'estomac ne sont pas douloureuses. On ne perçoit à la palpation aucune tumeur, et si, en pratiquant le lavage on vient à remplir complètement l'estomac de liquides, on le délimite très bien, mais on ne sent ni tumeur, ni empâtement. La dilatation stomacale donne plutôt du tympanisme à la percussion.

Souffle systolique intense à la pointe du cœur.

19 février. — A six heures du soir, vomissements abondants de matières noirâtres.

20 février. — Le repos absolu au lit a fait disparaître l'œdème qui existe cependant encore à la partie interne des cuisses. Le sommeil a presque disparu.

Lavages alcalins de l'estomac.

Depuis ces lavages, l'appétit a reparu et le malade mangerait, dit-il, si on ne le maintenait pas au régime.

La langue est légèrement saburrale.

Ni sucre, ni albumine dans les urines.

10 mars. — Le malade tousse fréquemment sans expectoration. On ne constate rien d'anormal dans la poitrine. Pas de vomissements, seulement il survient quelquefois des glaires pendant la nuit. Diarrhée persistante; le malade a en moyenne trois selles dans les vingt-quatre heures.

12 mars. — Sommeil difficile; la cachexie s'accentue, le malade tousse beaucoup.

25 mars. — Les lavages de l'estomac sont suspendus depuis deux jours. Amaigrissement notable; les téguments sont très pâles. La palpation dénote au niveau de la région épigastrique un plan résistant dur, inégal, légèrement douloureux, absolument indépendant du foie. Pas d'ictère.

La toux est fréquente ; l'expectoration est peu abondante.

28 mars. — Cachexie plus accusée. Le malade se plaint de nausées qui le fatiguent beaucoup.

1 avril. — La cachexie s'accentue; la teinte jaunepaille est très prononcée.

Le malade prend comme traitement du vin de quinquina et une pilule d'extrait thébaïque de 5 centigr., et comme nourriture du lait et quelques potages.

3 avril. — Le malade est plus affaibli que de coutume ; il répond avec peine aux questions qu'on lui fait. Il se sent beaucoup plus fatigué depuis hier ; l'œdème se généralise. — Sensation de chaleur et même de brûlure à l'estomac.

4 avril. — Meilleure nuit que de coutume.

6 avril. — Mort à 6 heures du matin.

*Remarque.* — L'autopsie a été faite d'une manière très complète en présence de M. le Dr Josias, chef de clinique de M. Hardy. Il nous suffira de dire qu'on a trouvé un cancer de l'estomac, avec quelques granulations cancéreuses dans le foie. Le sommet des poumons était le siège de tubercules en voie de ramollissement.

Il nous semble que dans ce cas, avec de pareils antécédents héréditaires et personnels, on ne peut guère admettre que cet individu était tuberculeux avant d'être cancéreux ; ce n'est qu'un mois après son entrée à l'hôpital, plus de dix-huit mois après les premiers symptômes de son cancer, qu'il a commencé à tousser pour la première fois. Quelle est donc la cause que l'on peut invoquer pour expliquer l'apparition de cette tuberculose, si ce n'est la débilitation de l'organisme produite par le cancer dont cet homme étaitat teint.

---

## IV

### DU CANCER CONSIDÉRÉ SUIVANT SON SIÈGE DANS SA COÏNCIDENCE AVEC LA TUBERCULOSE.

Nous avons cru que pour compléter, autant qu'il nous serait possible, cette étude des rapports du tubercule et du cancer, il serait intéressant de rechercher si les cancers des organes de la digestion s'accompagnaient plus fréquemment de tuberculose que les cancers des autres organes.

Afin de rendre notre statistique aussi exacte que possible nous y avons fait seulement entrer les observations de cancer que nous avons pu recueillir dans les *Bulletins de la Société anatomique*. Aussi n'avons-nous pas tenu compte des observations publiées dans le précédent chapitre, pas plus que de celles que nous avons prises dans la thèse de M. Croizet. Et même parmi les observations des *Bulletins de la Société anatomique*, il est un certain nombre de cas de cancer dont nous n'avons pas cru devoir tenir compte, parce que, le sujet qui en était atteint n'étant pas encore mort au moment de la présentation des pièces, l'examen anatomique de tous ses organes n'avait pas pu être fait.

Voici à quel résultat cette statistique nous a conduit.

Nous avons rencontré en tout 632 cas de cancer ; et 53 fois nous avons noté la coïncidence du cancer avec des tubercules pulmonaires, c'est-à-dire dans environ 1/12e des cas.

Ces 632 cas de cancer peuvent se diviser ainsi :

| | |
|---|---|
| Cancer des organes de la digestion. | 284 |
| Cancer des autres organes . . . | 348 |

Nous avons trouvé 26 fois des tubercules coïncidant avec les cancers des organes de la digestion, soit environ dans 1/11e des cas.

Nous avons trouvé 27 fois des tubercules coïncidant avec le cancer siégeant dans d'autres organes, soit dans 1/13e des cas environ,

Avant de tirer des conclusions de notre statistique, nous tenons à donner celle de Lebert, qui, bien que portant sur un plus petit nombre d'observations que la nôtre, est certainement plus concluante, car elle prête moins aux objections, toutes ses autopsies ayant été faites le plus régulièrement possible. Il nons sera alors facile de nous convaincre que si nos chiffres diffèrent un peu, nous arrivons cependant sensiblement au même résultat.

« Nous avons eu soin, dit Lebert (1), de distinguer le tubercule ancien, crétacé, desséché pour ainsi dire, de l'affection tuberculeuse récente, se manifestant par des granulations grises ou jaunes, par du tubercule infiltré, cru ou ramolli, par des cavernes de date récente.

Nous ne faisons nullement entrer en ligne de compte les tubercules anciens. Car on sait aujourd'hui qu'on en trouve des traces dans toute espèce d'autopsie. Mais quant aux tubercules récents, nous n'allons évidemment pas trop loin en disant qu'on en rencontre assez souvent dans les affections cancéreuses, pour que nous ne puissions pas

1. Lebert. *Traités des maladies cancéreuses*, p. 90.

admettre une incompatibilité. En voici des exemples : Sur 45 autopsies de cancer utérin, nous avons trouvé 13 fois des tubercules en général, dont 5 fois des tubercules évidemment anciens et guéris, 5 fois des tubercules de peu d'étendue n'ayant pas les caractères certains de la date récente, mais 3 fois des tubercules récents d'une manière nullement douteuse.

Sur 34 autopsies de cancer du sein, nous avons trouvé 2 fois des tubercules récents.

Sur 9 autopsies de cancer de l'œsophage nous avons vu deux cas de tubercules tout à fait récents.

Sur 57 cas de cancer de l'estomac, nous avons trouvé 5 fois des tubercules anciens et 5 fois des tubercules tout à fait récents.

Sur 13 autopsies de cancer des os nous avons encore eu 2 cas de tubercules anciens et 2 cas de tubercules évidemment récents.

Nous voyons donc ici la fréquence alterner entre 1/5e et 1/17e des cas, et nous arrivons à la somme totale de 15 cas de tubercules sur 173 autopsies. »

M. Lebert a donc rencontré, dans 1/9e des cas, des tubercules coïncidant avec le cancer des organes de la digestion ; dans 1/13e des cas, des tubercules coïncidant avec le cancer des autres organes.

De la comparaison entre elles de la statistique de Lebert et de la nôtre, il résulte que le cancer des organes de la digestion s'accompagne plus souvent de tuberculose que le cancer des autres organes.

## V

## OBSERVATIONS.

Les observations qui suivent ont été toutes recueillies dans le *Bulletin de la Société anatomique.*

### Observation I

Sarcocèle aréolaire cancéreux et tuberculeux (Cruveilhier).

« Dans quelques cas la substance du testicule est convertie en un tissu spongieux, aréolaire, infiltré de suc lactescent, de matières tuberculeuses. Un testicule extirpé m'a offert une trame aréolaire celluleuse, ou plutôt fibreuse, très dense, fragile, disposée en lobules. Les mailles de cette trame étaient remplies par un liquide lactescent (suc cancéreux). Il y avait çà et là des points opaques qui étaient dus à une matière tuberculeuse. »

### Observation II

Rossignol, âgé de 56 ans, était atteint d'un cancer de la vessie et de l'intestin dont il est mort à l'hôpital Saint-Louis.

A l'autopsie on trouva les poumons mous et spongieux et n'offrant d'autre altération que quelques tubercules à l'état de crudité (année 1830, p. 127).

### Observation III

Cancer de l'œsophage gênant la déglutition chez un homme de 66 ans.

A l'autopsie on trouve au sommet du poumon droit une caverne capable de loger un œuf de poule (*Bullet. anat.* an. 1837).

### Observation IV

Cancer de l'orbite. — Granulations tuberculeuses dans les poumons.

### Observation V

Letenneur présente une tumeur du testicule qui offre un exemple de cancer composé, car on y observe de l'encéphaloïde cru et ramolli, du tissu cartilagineux, du tissu fibreux et de petits kystes, enfin de la matière tuberculeuse.

### Observation VI

Cancer de l'estomac et du foie.

Au sommet du poumon gauche on trouve quelques tubercules, les uns à l'état crétacé, les autres à l'état de crudité.

« Ces trois dernières observations ont été recueillies dans le *Bulletin de la Soc. Anat.* de l'année 1838. (Voir p. 194, 303, 293).

### Observation VII

Observation recueillie par Raymond dans le service du professeur Rostan

Tumeur cancéreuse et tuberculeuse du lobe antérieur de l'hémisphère droit du cerveau.

« Le volume de cette tumeur équivalait à celui d'un œuf de poule ; examinée à l'extérieur, elle se présentait sous forme d'une masse multimamelonnée, blanchâtre, très dure, criant sous le scalpel, qui l'entame difficilement, aussi dense au niveau des mamelons qu'à leur surface. Une incision ayant été faite suivant son diamètre, on trouve la même substance que je viens de décrire se prolongeant dans son épaisseur sous forme de cloison, la partageant ainsi en un certain nombre de lobes de grandeur inégale, et contenant une matière d'un blanc jaunâtre homogène, caséeuse, entièrement semblable à celle qui a été trouvée dans les ganglions mésentériques du même sujet et dont la nature tuberculeuse n'a offert aucun doute. »

Il existait au sommet des deux poumons plusieurs excavations assez étendues ; chacun des lobes inférieurs et le lobe moyen du poumon droit étaient le siège de tubercules miliaires la plupart isolés et à l'état de crudité (Année 1842, p. 183).

### Observation VII

Rétrécissement squirrheux situé à 2 cent. au-dessous de l'angle que forme le colon en descendant avec le colon transverse (L'examen de la tumeur a été fait par Cruveilhier).

Les poumons présentaient à leur sommet quelques granulations grises, non ramollies (Année 1843, p. 328).

### Observation IX

Cancer encéphaloïde du cerveau, présenté par Cordier, interne des hôpitaux.

Deux ou trois tubercules existent au sommet des poumons (Année 1843, p. 223).

### Observation X

Cancer du sein chez une femme de 43 ans (Demarquay).

La tumeur est formée de tissus squirrheux parcourus par un grand nombre de vaisseaux. Elle est infiltrée d'une matière jaunâtre, analogue à du tubercule, qui sort d'une foule de petites loges et même de quelques vaisseaux sanguins si l'on vient à presser la tumeur.

Bien que Barth paraisse mettre en doute, la nature tuberculeuse de cette matière, Lebert qui a examiné la pièce au microscope répond qu'il en a parfaitement reconnu la nature tuberculeuse (Année 1844, p. 38).

### Observation XI

Cancer et tubercules du poumon, cancer des parois thoraciques (Renard, interne à Beaujon).

Le poumon droit était isolé de la plèvre costale, parfaitement sain d'ailleurs, et ne présentait aucune trace actuelle de tubercule, à l'état cru ou ramolli ; seulement quelques cicatricules au sommet. Le poumon gauche était rempli du sommet à la base de noyaux encéphaloïdes, de tubercules crus et ramollis, puis de cavernes en suppuration.

### Observation XII

Cancer du cou (Pigné).

Ce cancer siégeait de chaque côté de la trachée artère et se présentait sous forme de masses jaunâtres au milieu desquelles on trouvait comme des masses tuberculeuses.

Deville dit que ce sont bien là des tubercules.

### Observation XIII

Cancer du foie et du poumon (Bleu, int. des hôp.).

Le poumon droit, sauf quelques légères adhérences, est sain dans les deux tiers supérieurs, le tiers inférieur étant envahi par le cancer. Le gauche présente à son sommet quelques adhérences difficiles à détruire et une caverne tuberculeuse capable de loger une grosse noisette (Année 1836, p. 260, 14, 292).

### Observation XIV

Cancer de l'utérus chez une vieille femme morte à la Salpêtrière dans le service de M. Barth.

Legrand, qui rapporte l'observation, a constaté l'existence de cavernes au sommet des poumons ; et Barth, à propos de ce cas, fixe l'attention de la Société sur la coïncidence de deux affections qu'on regarde généralement comme antagonistes : le tubercule et le cancer.

### Observation XV

Cancer du foie chez une femme de 58 ans (par L. Corvisart).

« Les poumons étaient tuberculeux. Au sommet de chacun se trouvait une ou deux cavernes de quelques centimètres de diamètre. Ces cavernes étaient enduites d'une couche semi-liquide d'un gris sale, qui, sous le microscope, montra des granules élémentaires nombreuses, des globules framboisés, du pus, et quelques corpuscules irréguliers que Lebert dit propres aux tubercules seulement. Une quinzaine de petites concrétions existaient au sommet des poumons, etc.. »

### Observation XVI

Cancer de l'estomac et du foie.

Tubercules au sommet du poumon gauche (Année 1848, p. 137, 41, 363).

### Observation XVII.

M. Potain a observé à la Salpêtrière une femme de 86 ans qu était atteinte d'un cancer de l'œsophage, 'et à l'autopsie de laquelle on trouva dans le poumon des tubercules (Année 1849, p. 323).

### Observation XVIII.

Broca présente un cancer encéphaloïde de la pommette, trouvé sur un cadavre de l'Ecole pratique.

Le poumon gauche était très sain, mais le sommet du poumon droi était criblé de tubercules miliaires.

### Observation XIX.

Note de Axenfeld.

Beau, pendant la vie d'un malade atteint d'un cancer de la mâchoire, avait diagnostiqué une grande caverne au sommet de l'un des poumons. Le malade étant mort d'infection purulente à la suite de l'ablation de son cancer, on put s'assurer de la justesse du diagnostic qui avait été porté.

### Observation XX.

Cancers multiples de la peau chez une femme de 41 ans (Broca).

Au sommet des deux poumons, on trouve des cicatrices de tubercules crétacés, et enfin deux cavernes tuberculeuses très bien caractérisées. Le reste des poumons était sain (Année 1850, p. 162, 202, 131).

### Observation XXI.

Cancer du foie avec hémorrhagie dans la cavité du péritoine (André).

Tubercules dans les poumons à l'état de crudité.

OBSERVATION XXII

Cancer du rein. Tubercules en grand nombre dans les poumons.

OBSERVATION XXIII

Cancer de l'utérus. Au sommet du poumon droit, masses tuberculeuses du volume d'une grosse noisette, puis quelques petits tubercules crétacés au sommet gauche du poumon (Leflaivre).

OBSERVATION XXIV

Cancer de la vessie. Le sommet du poumon droit présentait de petites cavités de nature tuberculeuse.

(Année 1851, p. 237, 206, 187, 28).

OBSERVATION XXV

Cancer du poumon et du foie (Cruveilhier). A l'autopsie on a trouvé au sommet des poumons, quelques tubercules.

OBSERVATION XXVI

Cancer de la langue. Poumons tuberculeux.

OBSERVATION XXVII

Cancer de l'intestin. Tubercules au sommet du poumon droit.

OBSERVATION XXVIII

Cancer du foie et des ganglions cervicaux. Phthisie pulmonaire.

OBSERVATION XXIX

Cancer colloïde de l'estomac. Caverne au sommet du poumon droit.

(Année 52, page 371, 468, 467, 202, 354).

OBSERVATION XXX

Cancer encéphaloïde de la vésicule biliaire. Les deux poumons étaient le siège d'altérations de nature différente; hépatisation rouge, granulations tuberculeuses à l'état de crudité dans la plus grande étendue, à l'état de ramollissement dans quelques points seulement, etc.

Observation XXXI

Cancer du cerveau. Noyau tuberculeux au sommet du lobe supérieur gauche.

(Année 1853, page 73, 331).

Observation XXXII

Cancer de l'abdomen. Tubercules pulmonaires (Année 1854, p. 37).

Observation XXXIII

Cancer du sternum. Les poumons et les ganglions bronchiques sont tuberculeux (Année 1862, p. 16).

Observation XXXIV

Cancer de l'estomac.

Dans le lobe supérieur on sent au toucher de nombreuses indurations et la coupe y fait voir une foulé de petites cavernules de la grosseur d'un pois et rapprochées les unes des autres (année 65, p. 255).

Observation XXXV

Cancer du fémur. Tubercules pulmonaires.

Observation XXXVI

Cancer du rein gauche. Tuberculose pulmonaire à droite (Année 1868, p. 276).

Observation XXXVII

Cancer du rein droit ayant donné lieu à tous les symptômes d'un cancer de l'estomac chez un tuberculeux.

Observation XXXIX

Epithilioma de l'œsophage. Les deux poumons sont criblés de granulations tuberculeuses (Année 1871, p. 190).

Observation XL

Cancer encéphaloïde du pylore. Tuberculisation pulmonaire.

### Observation XLI

Cancer épithélial de l'amygdale gauche de la luette, de la base de la langue.

Granulations tuberculeuses récentes.

### Observation XLVIII

Cancer de l'œsophage. Les deux poumons présentent à leur sommet quelques adhérences et une cavernule irrégulière.

### Observation XLIX

Cancer alvéolaire.

Le sommet des poumons est induré et présente à la coupe des noyaux caséeux entourés de granulations tuberculeuses récentes (Année 1876, p. 388, 381, 411, 640).

### Observation L

Cancer de l'estomac; diabète, abcès des reins. Tubercule dans les poumons.

### Observation LI

Cancer de l'œsophage. Caverne tuberculeuse.

### Observation LII

Cancer de l'œsophage. Tuberculose pulmonaire.

### Observation LIII

Cancer de l'esromac. Tuberculose pulmonaire.

Nous citerons enfin à l'appui de notre opinion sur la coïncidence de la tuberculose et du cancer les quelques observations suivantes. Elles ont été recueillies par M. Croizet (*loc. cit.*) dans une thèse allemande de M. Carl. Martius, intitulée *De la combinaison du cancer avec le tubercule*. Ces observations présentent ceci d'intéressant qu'elles ont été toutes vérifiées par l'autopsie. Nous les donnons telles que les a données M. Croizet, c'est-à-dire seulement avec l'indication sommaire.

Obs. de I à VI. — On a affaire à des cancers de l'estomac avec infiltration tuberculeuse des sommets et cavernes dans les deux poumons.

Obs. VII. — Cancer du foie et de l'estomac. Tubercules pulmonaires.

VIII et IX. — Cancer de l'estomac. Tubercules pulmonaires.

X et XI. — Cancer de l'utérus. Tubercules pulmonaires.

XII. — Cancer du rectum. Tubercules pulmonaires.

Tous ces faits ne plaident-ils pas assez hautement en faveur de la coïncidence et ne valent-ils pas mieux que toutes les théories enfantées par une imagination en quête de nouveautés ?

---

# CONCLUSIONS

I. — La tuberculose et le cancer peuvent coïncider sur le même individu. C'est là un fait admis actuellement par tous les auteurs et prouvé par de nombreuses observations.

II. — Le cancer paraît débuter peu souvent chez les phthisiques.

III. — La tuberculose se développe assez fréquemment chez les cancéreux. Dans un certain nombre de cas le cancer peut être seul invoqué comme cause de la tuberculose.

IV. — Le cancer des organes de la digestion s'accompagne un peu plus souvent de tuberculose que le cancer des autres organes.

---

Imp. A. DERENNE, Mayenne. — Paris, boulevard Saint-Michel, 52.